Dr Marcel DHERS

LA
Cenesthopathie

TOULOUSE
Ch. DIRION, Libraire-Editeur
22, Rue de Metz, 22

1920

Dr Marcel DHERS

LA Cenesthopathie

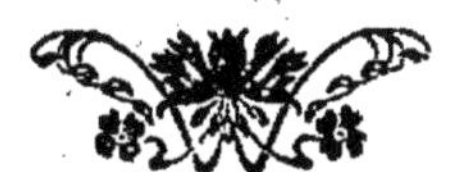

TOULOUSE
Ch. DIRION, Libraire-Editeur
22, Rue de Metz, 22

1920

A mon Père, le Docteur DHERS

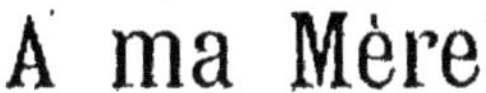

A ma Mère

Bien faible témoignage de profonde
et affectueuse reconnaissance

A ma Femme Chérie

A ma petite Ghighi

A mon Frère

A tous mes Parents

A Monsieur le Professeur G. RAYMONDAUD

Officier de la Légion d'Honneur
Directeur de l'Ecole de Médecine de Limoges

A mes Maîtres de l'Ecole de Médecine de Limoges

A mes Maitres de la Faculté de Médecine de Toulouse

A Monsieur le Professeur Raymond CESTAN

Professeur de Clinique des Maladies Mentales et Nerveuses
Médecin des Hôpitaux

« Nous le remercions ici de tout notre cœur de l'honneur qu'il veut bien nous faire en acceptant la présidence de notre thèse. »

A Messieurs les Professeurs Agrégés
DALOUS, SOREL et GORSE
mes Maîtres Préférés

A Monsieur le Docteur DIDE

Chevalier de la Légion d'Honneur
Directeur de l'Asile d'Aliénés de la Haute-Garonne

A MM. les Docteurs PEZET et GUIRAUD

Médecins Adjoints de l'Asile d'Aliénés de la Haute-Garonne

A Monsieur le Docteur Pierre DESCOMPS

Chevalier de la Légion d'Honneur
Chef de Clinique à la Faculté de Médecine de Paris

A Monsieur le Docteur CALMETTE

Chevalier de la Légion d'Honneur
Médecin Chef de l'Asile d'Aliénés de la Haute Vienne

A Mon Ami le Docteur MIRC

Interne à l'Asile d'Aliénés de la Haute-Garonne

INTRODUCTION

Durant nos études médicales diverses circonstances dirigèrent plus spécialement notre activité vers les Asiles d'aliénés.

Dans ces immenses champs d'observations où la multiplicité des cas égale leur diversité, notre attention fut particulièrement retenue vers cette catégorie de presque déments, vers ces malheureux pitoyables et douloureux mélancoliques anxieux, hypocondriaques, neurasthéniques et cénesthopates. De ces derniers nous n'observâmes que quelques rares cas. Nous en avons retenu deux. Ils nous semblent atteindre le Summum de la Douleur.

« Souffrir n'est rien, c'est ne plus pouvoir souffrir qui est terrible. »

Nous avons timidement essayé de décrire, d'expliquer leur douloureux état.

***

Pendant la guerre, au retour d'une première évacuation, durant une longue convalescence, nous eûmes l'heureuse chance d'être affecté comme médecin traitant au centre de neuro-psychiâtrie de la XVIIe Région. Au médecin-chef de ce centre, aujourd'hui notre président de thèse, l'éminent professeur de clinique des maladies mentales et nerveuses, M. Raymond Cestan, nous dédions cet essai en lui adressant l'expression sincère de notre profonde et respectueuse reconnaissance. Il fut pour nous un chef toujours aimable, un maître d'une extrême bienveillance. Nous le regréttâmes quand il quitta le Centre de Toulouse pour diriger celui de Tours. Nous regrettons aujourd'hui de ne pouvoir profiter plus longtemps de son enseignement.

Dans l'élaboration de ce travail, les conseils, les bienveillances ne nous ont pas fait défaut. Les deux observations que nous publions, c'est à M. le docteur Dide, médecin-directeur de l'Asile d'aliénés de Braqueville que nous devons de les posséder. Pendant tout notre séjour à Toulouse il nous permit de suivre les divers services, d'écouter ses conseils. Il mit sa bibliothèque à notre disposition. Il nous confia ses opinions personnelles. Et il fit tout cela avec la plus charmante amabilité.

Qu'il reçoive ici le témoignage de notre profonde gratitude.

A M. le docteur Pierre Descomps, chef de clinique à la Faculté de Médecine de Paris; à M. le docteur Calmette, médecin-chef de l'Asile de Naugeat, tous les deux, nos anciens médecins-chefs de centres de Neuro-Psychiâtrie pendant la guerre, nous adressons l'expression de notre profond attachement. Ils nous témoignèrent, en maintes circonstances toute leur bienveillante sympathie.

CHAPITRE PREMIER

Introduction Historique

Le terme de cenesthopathies est tout récent. Il fut, en effet, prononcé pour la première fois il y a à peine treize ans, en 1907, par Dupré et Camus au Congrès de Lausanne. Quelques observations vinrent légitimer cette dénomination nouvelle tentant de grouper en une entité clinique, des symptômes déjà connus. Peu de travaux ont été faits depuis sur cette question, qui mérite cependant d'être approfondie, afin d'en tracer à la fois les limites exactes et les caractères originaux. Les observations personnelles que nous avons été en mesure de recueillir à l'Asile d'Aliénés de Toulouse, nous permettent d'apporter une contribution nouvelle, purement clinique et rigoureusement exacte qui permettra, nous l'espérons du moins, de considérer dans l'étude du groupe des cenesthopathes, quelques aspects tout nouveaux et certains traits psychopathologiques tout particuliers.

Qu'est-ce donc que la cenesthopathie?

Dupré et Camus (1) la définissent ainsi : « Une altération de la sensibilité commune ou interne, c'est-à-

(1) Dupré et Camus. *Les Cénestopathies*, Encéphale, décembre 1907, n° 12, p. [illegible] 16.

dire les troubles de ces sensations qui incessamment arrivent au cerveau de tous les points du corps et qui, à l'état normal, ne s'imposent à notre attention par aucun caractère particulier soit dans leur intensité, soit dans leur modalité. ».

Ce sont donc des troubles dans le domaine de la « *cénesthésie* ».

A l'état normal, la cénesthésie ne comporte qu'une sensation générale, ou plutôt des sensations générales, vagues, imprécises, qui déterminent un sentiment de bien-être général; elle résulte d'impressions extrêmement floues, produites par le fonctionnement de divers organes, articulations, muscles, viscères, etc. Elles restent subconscientes, et ne forcent pas l'entrée du champ de la conscience (sensations insensibles de Leibnitz), sauf lorsqu'elles deviennent douloureuses et s'imposent alors à l'attention. Nous noterons que les sensations qui nous renseignent sur la position de notre corps par rapport au monde extérieur (sensations d'équilibration, sens de l'équilibre) et celles qui nous donnent la position des parties de notre corps et des mouvements qu'elles accomplissent, de leur énergie, de leur durée et de leur direction (sens des mouvements passifs et actifs, sens musculaire, sensations musculaires) appartiennent au domaine de la « kinesthésie », et que, faisant partie d'un véritable sixième sens et en tout point comparables aux sensations visuelles, auditives, olfactives, gustatives, tactiles, elles ne seront pas assimilées aux impressions cénesthésiques.

Les troubles cénesthopathiques sont, il est vrai, fréquents et même quelquefois d'un rôle majeur dans différentes affections mentales, mais chez certains sujets ces malaises sensitifs par leur groupement spécifique, constituent un véritable syndrome. Les malades souffrent avant tout et uniquement par la sensibilité interne, sans que le malade devienne par exemple un anxieux, un hypocondriaque ou un délirant, etc. Ce sont ces névropathes qui assiègent les médecins de consultations innombrables et incessantes se plaignant d'éprouver des sensations pénibles et étranges dans les endroits les plus variés de leur corps; ils sont qualifiés pour la plupart de neurasthéniques alors que nous verrons que la neurasthénie (maladie de Béard) offre une symptômatologie différente et une évolution clinique très différenciée. Ce sont encore beaucoup de cénesthopathes qui encombrent de temps à autre les faits divers de la presse par leurs suicides étranges, sans motifs, qui mettent sur pied la justice et posent pour le médecin légiste de graves et angoissants problèmes.

Voulant apporter à leur étude des observations nouvelles qui différeront quelque peu quant à leur aspect, à leur évolution, à leur interprétation, de celles qu'ont publiées Dupré et ses élèves, nous allons en premier lieu, mettre au point les idées et les faits publiés jusqu'à ce jour et nous apporterons ensuite nos observations personnelles et les conclusions que nous croyons devoir apporter à cette intéressante question. Ce fut au Congrès de Lausanne (1) de 1907, que Dupré et Camus apportèrent la synthèse de sept observations de sujets présentant des troubles cénesthopathiques chroniques qui ne pouvaient pas être confondus avec les états neurasthéniques, mélancoliques et hypocondriaques. La neurasthénie, en effet, nous voulons parler de la neurasthénie syndrome, neurasthénie vraie, acquise, faiblesse irritable du système nerveux, ainsi que la nomme Raymond (2) se traduit par des manifestations, les unes permanentes ou primordiales : céphalée, insomnie, asthénie névro-musculaire, rachialgie, dyspepsie gastro-intestinale, état mental spécial comportant une dépression psychique où l'attention, l'activité intellectuelle, la volonté sont affaiblies, où l'émotivité est exagérée. Les manifestations secondaires et plus variables sont connues : vertiges, troubles sensitivo-sensoriels, troubles circulatoires génitaux, etc. On voit quelle surabondance de symptômes masquent les véritables troubles de la sensibilité interne qui sont au contraire chez les cénesthopathes l'élément essentiellement prédominant et presque unique. La mélancolie vraie qui présente des sensations anormales, étranges et indéfinissables, provoque des interprétations délirantes hypocondriaques et, dans certains cas, une évolution vers la négation ou l'énormité. Les hypocondriaques se distinguent, disent Dupré et Camus, par

(1) Congrès des médecins-aliénistes de Genève et Lausanne du 1er août 1907, volume 2, page 111.

(2) Raymond, *Bulletin Médical* du 15 mars 1917, page 239.

les caractères variés de leurs malaises, par la variabilité régionale des symptômes, par la diminution de l'activité affective et sociale, par l'influence de ses troubles sensitifs sur l'humeur et l'intelligence, à l'encontre des cénesthopathes dont les malaises ont un caractère primitif et unique, dont les symptômes ont une persistance et une fixité régionale déterminée, dont l'activité affective et sociale est conservée. Seront donc appelés uniquement cénesthopathes par un nom qui désigne clairement le symptôme fondamental de leur affection, les malades qui offriront à l'état de presque pureté, un trouble dans la perception ou l'élaboration de leurs sensations internes.

CHAPITRE II

La Cénesthopathie

Voici brièvement résumées les observations des cénesthopathes que Dupré et ses élèves ont présenté s comme étant typiques de cette affection.

Leur premier malade présentait des crises fréquentes et dramatiques d'angine de poitrine avec irradiation brachiale gauche auxquelles s'ajoutent des troubles digestifs, des douleurs céphaliques et rachidiennes, spasmes du pharynx et de l'œsophage, avec entrave à la déglutition. Ces sensations cénesthésiques pénibles, sont prépondérantes dans les sphères céphaliques cervicales et thoraciques supérieures; la sensation de contact est abolie dans les mêmes régions; il ne se rend plus compte, les yeux fermés, de la position de ses membres, et ne peut plus reconnaître la direction d'un son, ni localiser les bruits dans l'espace. Au milieu de ces troubles si pénibles, le jugement, la mémoire, l'affectivité et un certain degré d'activité intellectuelle sont conservés.

L'examen somatique ne révèle aucune lésion. Il n'y a, en effet, que les troubles cénesthésiques intenses et continus qui occupent seuls, le tableau clinique. On remarquera leur prédominance sur le segment céphalique et l'appareil digestif; accusés surtout au niveau de l'œsophage et de la région bucco-rhino-pharyngée.

Chez leur deuxième malade, quoique l'examen des oreilles ne révèle aucun syndrome auriculaire véritable en dehors d'oto-sclérose et de dysacousie; ils notent également des troubles localisés dans la tête avec irradiations dans le cou et les épaules : sensations de vide dans la tête et les yeux, de déplacement des organes intra-céphaliques, de roulements continuels, avec ronflements pénibles qui entravent le sommeil, sensation de boule qui roule le long du cou, malaises au niveau des organes abdominaux, courants froids le long des membres, pesanteur des mains.

Troisième malade de Dupré. — Localisations céphaliques et cervicales, troubles cénesthopathiques. Elle ressent comme des contractions des nerfs au niveau des deux épaules, comme des boules qui se déplacent sous la peau et montent du thorax jusqu'à la tête, en formant une véritable calotte, cela lui produit des sensations de craquement, de dislocation dans le crâne, de serrement du cerveau qui la gênent pour penser.

Quoique la malade appelle boules, pulpes, appliques les prétendus objets qui lui fournissent ces sensations anormales, elle ne présente aucune interprétation délirante et les néologismes et les comparaisons dont elle se sert, ne sont que le fait d'un langage imagé, propre à décrire ces malaises particuliers.

La quatrième malade de Dupré, présente des phénomènes douloureux prédominants dans le côté gauche du corps (localisations hémiplégiques). Ce sont des douleurs, des tiraillements, des démangeaisons, des sensations d'horripilations et de frôlements superficiels présentant une intensité, une fixité exaspérante sans qu'aucune thérapeutique médicale ou psychique puisse apporter le moindre soulagement.

Cinquième malade. — Les souffrances n'affectent aucun territoire anatomique spécial, gardent une nature imprécise; elles se diffusent à tous les organes et à tous les tissus, sans qu'aucune lésion viscérale puisse être descellée; à noter leur caractère familial : la mère et plusieurs frères et sœurs se plaignent de plusieurs troubles analogues.

Nous laisserons de côté l'observation d'une malade se plaignant de cuissons, de démangeaisons, dont on peut penser qu'elle soit atteinte de paresthésie cutanée, provoquée par des causes diverses et qui fait partie de la symptomatologie des dermatoses, ainsi que l'a écrit *Boulay* (1) pour certaines paresthésies pharyngées.

Depuis, de nombreuses observations de cénesthopathes ont été publiées. Les unes par M. Dupré et Mme Long-Landry (2) : par ses élèves Camus et Blondel (3).

Ils présentent les mêmes troubles localisés soit dans

(1) Boulay, *Presse Médicale*, mars 1906.

(2) Dupré et Long-Landry, *Cénesthopathie*. Société de Psychiâtrie, séance du 17 mars. *Encéphale* 1910, tome I, page 470.

(3) *Cénesthopathie à localisation céphalique*, Paul Camus et Charles Blondel, Société de Psychiâtrie, séance du 27 mai 1909.

le front, soit dans les yeux, soit dans le larynx, soit dans les poumons, etc.

L'akinésie douloureuse décrite par Schalkewicz (1) après Mebius, semble se rattacher parfaitement aux mêmes malades que nous étudions, mais avec localisation des douleurs dans les membres inférieurs, avec impossibilité de la marche quoique l'examen clinique le plus minutieux ne puisse trouver leur raison d'être.

L'auteur les rattache à l'hypocondrie quoiqu'il reconnaisse lui-même que l'akinésie douloureuse survient quelquefois à l'état pur, c'est-à-dire ne comportant que des illusions sensitives obsédantes par leur fixité sans entraîner si peu que ce soit des conceptions délirantes.

En effet, les cénesthopathes quoiqu'ils aient des troubles cénesthésiques comparables à ceux des hypocondriaques, n'interprètent nullement ces troubles, *ils ne délirent pas*, ils ne croient pas à leurs origines extranaturelles, si leurs sensations pénibles et douloureuses les rendent inquiets, tourmentés, anxieux, ils n'aboutissent nullement aux idées délirantes de négation ou d'énormité.

Dupré et Camus le précisent bien en disant : « Ce sont des anormaux de la sensibilité, ce ne sont pas des délirants. »

Ayant ainsi exposé les travaux antérieurs sur la question en quelques mots très brefs, car nous ne voulons

(1) Schalkewicz, *Neurologie-Centralblatt*, 16 août 1907, pages 711-751.

pas faire œuvre de compilation des écrits précédemment publiés, mais simplement rappeler ce qui est nécessaire à la compréhension de notre travail personnel, nous allons maintenant exposer les constatations inédites que nous avons pu faire nous-même sur des malades se rattachant au groupe de cette affection et préciser certains points de leur état mental qui nous paraissent particulièrement intéressants.

CHAPITRE III

Observations Personnelles

OBSERVATION I

R..., née le 25 septembre 1874.

Pas de maladies antérieures.

Mariée. Propriétaire.

Le procédé de nos observations consiste, pour ne pas influencer la malade, à la laisser causer autant que possible spontanément, en réduisant les questions au strict minimum.

Voici les faits les plus marquants que nous avons laissés dans leur ordre chronologique, forcément un peu décousu et incohérent, afin de serrer la vérité de plus près.

Madame R...,

27 septembre 1919. — « Je sens continuellement comme une excitation sur le corps. J'ai envie de battre quelqu'un. Je fais de tout, je crie, je pleure, je chante; çà me prend dans les jambes et les bras et dans les reins, comme si on me tirait les nerfs — c'est comme des crampes. J'ai la tête comme excitée, emportée. Je disais à la maison : « Attachez-moi. »

« Je souffre toujours. J'ai eu la grippe, pas bien forte.

« J'ai eu comme un crispement de nerfs; çà m'étouffait.

« Bien orientée dans le temps et l'espace. »

30 septembre 1919. — « Je souffre de l'estomac.

« Au moment où je suis sur le point de m'endormir, j'éprouve comme une faiblesse sur la poitrine, qui me fait penser que je pourrais me trouver mal et suivie d'une douleur qui irradie dans tout le creux de l'estomac. A ce moment-là, je me réveille en sursaut et j'ai comme une agitation de tous les nerfs; comme une grenouille qui se remue.

« Mes accès débutent par des contractions au niveau de la gorge; çà commence à trembler; je subis des tremblements généralisés et je crie, je chante, je pleure, je ris, je fais de tout.

« Au cours de ces crises je présente aussi des accès douloureux extrêmement pénibles, qui me font crier et qui se caractérisent par des douleurs comme des crampes dans les mollets, dans les bras et les reins.

« En temps normal, je suis constamment triste, parce que je ressens un état général pénible, caractérisé par du resserrement de la poitrine, des épaules et des bras.

« Les crises fortes sont rares, il y a quatre mois que je n'en avais eu.

« Aucune raison apparente n'est la cause de ces crises.

« Elles ont débuté en décembre 1918; j'avais eu un accès de grippe peu avant, mais avant, j'étais *patraque* et j'avais traîné, pendant toutes les vendanges.

« Depuis que je suis malade, mes règles sont abondantes, et j'ai vu deux fois en vingt-cinq jours.

« Depuis deux mois, j'ai nettement remarqué qu'il m'est impossible de faire des bas (vision).

« J'ai toujours été d'une santé parfaite. J'ai été contrariée par des choses désagréables que me disait une voisine qui, d'ailleurs, en disait à tout le monde; il m'était très pénible de garder tout cela pour moi. »

11 octobre 1919. — « Tout hier j'ai eu un tremblement dessus.

« Je me contiens pour ne pas crier. »

5 décembre 1919. — « Il y a des moments où je croyais que ma tête était séparée de mon corps. Je ne puis pas vous expliquer cela. »

D. — Comment se manifeste votre souffrance?

R. — Je souffre de ne pas pouvoir rester avec les gens.

D. — Vous n'avez pas de craintes.

R. — J'ai la crainte que je mourrai.

« Quand je voyais un couteau, j'avais mal à l'estomac, je demandais de suite qu'on me le tire.

« Je vous dirai que j'ai eu souvent l'idée de me tuer. Je voulais aller me jeter dans un vivier, et quelque chose me disait pourtant qu'il ne fallait pas. »

Le 24 décembre 1919. — Etat anxieux.

Cure de désintoxication :

Tension		
	Avant : 22......................	12 ,
	Après : 19	10,5

La malade se plaint d'avoir souvent comme une

sensation de choc au creux de l'estomac, produisant une sorte de picotement qui se répand dans tout le corps, en particulier au niveau de la tête jusqu'au bout du nez.

Se plaint de maux de tête continuels, avec sensation de sommeil, mais dès qu'elle commence de dormir, se met à rêver.

Se plaint aussi que les sentiments s'en vont : impossibilité d'avoir d'idée. A eu la visite de son fils, mais n'a pas ressenti l'émotion habituelle que lui provoquait sa présence.

« Depuis que je suis malade, je suis indifférente, et cette indifférence va en s'accentuant. »

28 mai 1920. — Tentative de strangulation.

29 mai 1920. — « J'ai toujours ma tête souffrante et excitée. Je ne peux pas penser, je suis excitée. Je me battrais tout le temps, je tuerais quelqu'un.

« J'ai envie de parler et de chanter. C'est l'excitation qui me fait chanter, car je suis triste en même temps. Tout en étant excitée, j'ai un désespoir dessus. J'ai un agacement dans le cœur. Ce sont les nerfs qui sont excités.

« Çà m'arrive aussi que je suis triste, sans être excitée.

« J'ai toute ma pensée détraquée, et un regard errant. J'ai mon cerveau pris, car çà me porte par moments à faire des grimaces. Je souffre continuellement depuis que je suis malade. »

3 juin 1920. — « Je me sens malade. Que voulez-vous que je vous dise. Folie, n'importe, si vous ne le connaissez pas vous autres.

D. — Pourquoi soupirez-vous ainsi?

R. — C'est la méchanceté que j'ai dessus qui me donne sur le cœur et çà m'étouffe. (La malade a un ton pleurard, l'air angoissé, elle pousse des soupirs inarticulés.)

D. — Entendez-vous des voix qui vous causent?

R. — Non, je n'en ai jamais entendu.

« Je n'ai pas de raison spéciale pour être triste... c'est la maladie par une tristesse, je n'ai jamais pu la sortir de dessus. Çà m'est venu comme çà, tout seul. »

D. — Est-ce que vos membres sont à vous?

R. — Oui, ils sont à moi; mais mes jambes ne sont plus les mêmes comme autrefois.

D. — Pourquoi avez-vous voulu vous tuer l'autre jour?

R. — Je ne sais pas, un accès de folie sans doute. Je n'avais aucune raison. Çà m'énerve au creux de l'estomac et au cœur.

D. — Qu'est-ce que vous ressentez?

R. — J'ai quelque chose qui m'étouffe, qui me serre.

D. — On n'a jamais voulu vous empoisonner?

R. — Qui voulez-vous qui ait voulu m'empoisonner. Si on l'avait fait, tant mieux, je ne serais pas à la souffrance que je suis.

« Je ne désire pas m'empoisonner; mais si on le faisait; je ne demanderais pas mieux.

« J'ai mal à la tête, çà me pousserait à me lancer contre un mur.

« Il n'y a jamais de moments où j'ai été contente. »

Certificat de 24 heures.

Atteinte de psychose caractérisée par des périodes d'énervement, avec excitation extrême, volubilité, impulsions à la violence, consciente de sa situation dans l'intervalle des crises.

Certificat de quinzaine.

Atteinte de psychose caractérisée par des impulsions aux actes violents avec crises d'énervement accompagnées de douleurs musculaires variées au niveau des membres. Insomnie continue.

Une lettre spontanée de la malade donnera également des indications précieuses quant à la nature et l'interprétation de ses sensations anormales.

« Voilà ce que je ressens :

« En me couchant, je suis toujours plus calme que le matin; cependant, j'éprouve quelques secousses sur tout le corps, qui m'empêchent de m'endormir. Malgré cela, je dors quelques heures profondément. A mon réveil, j'ai comme des rêves, idées vagues, qui m'énervent. Je ressens un grand énervement dans les membres, surtout dans les jambes et les épaules.

« J'éprouve une douleur au creux de l'estomac qui me fait sensation et se répand dans tout mon corps.

« Enfin, avec tout ça, c'est ma tête qui souffre le plus, car je suis très excitée, j'ai envie de me disputer ou de giffler quelqu'un ou de crier. Quand je mange, je suis plus calme. Moi-même, je l'éprouve à mon regard, je me sens les yeux hagards.

« Je ne peux pas penser, même si je travaille. Je perds mon esprit sur le travail; je ne peux pas suivre un discours, parce que j'ai mes pensées distraites, et çà finit même par m'énerver la tête et l'estomac. Je ne me rends compte de rien; rien ne m'intéresse, ni même presque ma famille.

« Je ne suis qu'un tas de souffrances. »

R ...

La malade ne présente pas d'autres troubles que ceux-là mêmes qu'elle décrit. On ne note *aucune idée délirante*, aucune hallucination soit de l'ouïe, soit de la vue. Les troubles qu'elle exprime quelquefois en un langage imagé, débutent toujours par des sensations anormales provenant de régions normalement insensibles ou du moins vaguement perçues, sensations qui affectent toujours un caractère pénible.

Nous notons tout d'abord que le point de départ de ces sensations n'est *ni fixe, ni immuable*, à l'encontre des cas décrits par Dupré et son école.

En effet, ce « primum movens » débute soit par « une faiblesse sur la poitrine », soit par le creux de l'estomac, soit par la tête, soit par les mollets (sensation de crampes).

De plus, le domaine de ces impressions étranges ne se cantonne pas dans une portion assez délimitée du corps, ou cervico-thoracique, ou abdominale, etc., mais se diffuse d'une façon beaucoup plus générale. « J'ai comme une agitation de tous les nerfs » dit-elle, et, en effet, les malaises semblent provenir de la tête, bout du nez compris, du creux de l'estomac, de la poitrine, des mollets, etc. En même temps, elle éprouve, — fait capital — une énorme lassitude, elle se sent « patraque », çà l'étouffe, çà la serre, c'est pénible, c'est la seule chose qui la rende triste; elle n'a aucun autre motif, ni voix, ni auto-accusation, elle souffre, voilà tout, et à un point tel que l'intensité de cette souffrance la pousserait à se lancer contre un mur, afin d'y briser sa tête qui lui fait tant de mal.

La tentative de suicide qu'elle a présenté, a eu certainement lieu sous l'influence seule de ce motif, et ni aucun interrogatoire ultérieur pour si minutieux qu'il fût, ni aucun autre signe, n'ont permis de supposer une cause supplémentaire même secondaire.

Un fait tout nouveau encore et très spécial accompagne ces sensations cénesthopathiques. Non seulement elles sont diffusées dans tout l'organisme, non seulement par leur intensité et leur fixité elles déterminent un état émotionnel triste permettant même l'éclosion d'idées de suicide, mais surtout elles provoquent chez la malade une réaction toute particulière.

« Elle se sent continuellement, dit-elle, comme une excitation sur le corps. Elle a envie de battre quelqu'un, elle crie, elle chante, elle fait de tout. »

C'est une réaction émotive, non délirante. Certains sujets « nerveux » l'éprouvent à l'état normal sous l'influence d'une émotion; ils ont des « crises de nerfs »

Nul doute que B... douloureusement impressionnée par toutes ces anomalies de sa sensibilité interne, ne réagisse par des accès de cris, d'agitation motrice pour libérer sa *tension* affective portée au Summum de la résistance. — « Je ne suis qu'un tas de souffrances » écrit-elle d'une façon poignante, digne de la plus incroyable et atroce tragédie.

Nous noterons de plus la sensation d'incapacité de toute activité, soit physique, soit surtout intellectuelle « elle est patraque, elle ne peut plus faire des bas... » « ses sentiments s'en vont; la visite de son fils lui « devient indifférente; il lui est impossible d'avoir une « pensée, sa pensée est détraquée et son cerveau er- « rant. »

Qu'on se reporte à l'observation, on verra cette constatation lamentable faite par la malade elle-même de son impuissance mentale, de sa lassitude généralisée. Pas d'autres troubles cependant que des manifestations cénesthopathiques! Pas de mélancolie vraie! Pas d'interprétations! Pas d'hallucinations! C'est une douloureuse anormale de sa sensibilité interne.

OBSERVATION II

Nom et prénoms de l'aliénée : T... (Raymonde-Elisabeth-Marie).

Lieu de naissance : Toulouse.

Age, date de la naissance : 54 ans,

Dernier domicile : rue ......, actuellement à l'Hospice de la Grave.

Profession : employée de commerce.

Religion : catholique.

Etat civil : célibataire.

Nombre d'enfants : néant.

Est-elle interdite? Non.

Recherche des causes de la Maladie actuelle

1° *Education. — Développement des forces intellectuelles et morales* : Bonne.

2° *Instruction.* — Bonne.

3° *Aptitudes professionnelles ou spéciales* : Néant.

4° *Hérédité. — Y a-t-il dans la famille des maladies cérébrales, mentales ou nerveuses?* Non.

5° *Indiquer si les parents ont fait des excès alcooliques* : Non.

6° *Tempérament. — Santé physique habituelle* : Bonne.

7° *Maladies convulsives. — Indiquer si l'aliéné a eu des attaques d'épilepsie; d'hystérie; fréquence et caractère des accès, symptômes qui les accompagnent* : Néant.

8° *Menstruation, grossesses, puerpéralité* : Ménopause retardée. Les troubles psychiques ont commencé à apparaître alors.

9° *Accidents syphilitiques* : Néant.

10° *Causes morales. — Excès d'étude. Surmenage*

professionnel. Chagrins domestiques. Amour contrarié. Jalousie. Revers de fortune. Dévotion exagérée. Frayeur. Colère. Dénûment. Misère : Forte contrariété. Surmenage professionnel, la psychose remonte à mai 1909 au départ d'une compagne remerciée par le patron et qui lui dit : « Ma vengeance sera terrible. »

SYMPTOMES

1° *Prodromes. — Mode d'invasion. Date précise du début :* fin mai commencement juin 1909.

2° *Hallucinations et illusions de la vue, de l'ouïe, de l'odorat, du goût, de la sensibilité générale :* hallucinations auditives très douteuses.

3° *Idées délirantes. — Idées mélancoliques :* la malade croit qu'on lui a jeté un sort.

4° *Etat de la mémoire :* conservée.

5° *Etat des sentiments affectifs :* conservés pour son frère.

6° *Symptômes mentaux :* dépression habituelle avec irritations et impulsions passagères.

7° *Symptômes physiques :* insomnie, constipée.

8° *Marche de la maladie :* continue.

9° *Traitement suivi. — La malade a-t-elle déjà été internée?* Non.

10° *Spécifier les actes qui rendent le malade dangereux pour lui-même, pour l'ordre public ou la sécurité des personnes :* cette malade présente un état mélancolique qui la rend dangereuse pour elle-même et des raptus qui la rendent dangereuse pour les autres.

Ville de Toulouse

COMMISSARIAT DE POLICE
7e Arrondissement

N° 137

RÉPUBLIQUE FRANÇAISE

Mle 5.917

ENQUÊTE constatant l'état de débilité mentale de la nommée T... (Elisabeth-Marie-Raymonde), âgée de 54 ans, en traitement à l'Hospice de la Grave.

L'an mil neuf cent neuf et le quatorze du mois de juillet.

Nous, Pierre-Damien M..., commissaire de police de la ville de Toulouse, plus spécialement chargé du septième arrondissement.

Officier de police judiciaire, auxiliaire de M. le Procureur de la République.

Vu le bulletin médical délivré par M. le docteur V..., constatant l'état de débilité mentale de la nommée T... (Elisabeth-Marie-Raymonde), âgée de 54 ans, employée de commerce actuellement en traitement à l'Hospice de la Grave.

Avons ouvert une enquête pour les besoins de laquelle nous entendons :

1° H... D..., âgée de 38 ans, infirmière à l'Hospice de la Grave, salle Sainte-Philomène, laquelle déclare :

« Depuis deux ans que la nommée T... est en traitement à l'Hospice de la Grave, j'ai constaté aussitôt qu'elle était atteinte de maladie mentale, car, elle tient des propos incohérents, refuse de prendre de nourriture.

« Elle ne répond jamais aux questions qui lui sont posées et au moindre bruit elle se met à trembler avec une grande frayeur.

« La nuit elle ne repose presque plus et se lève pour sortir dehors.

« A mon avis, il y a urgence de placer cette malade en observation à la clinique des maladies mentales. »

Lecture faite, persiste et signe avec nous :

Signature :	*Le Commissaire de Police,*
H. D.	M.

2° C... (Madeleine), âgée de 22 ans, infirmière à l'Hospice de la Grave, laquelle déclare :

« Je suis attachée au service de la Salle Sainte-Philomène, où est en traitement la nommée T..., et dans cette circonstance je ne puis que confirmer en tous points les termes très exacts de la déclaration de la demoiselle H... D... qui précèdent; je n'ai rien à ajouter ni à retrancher.

« A mon avis, dans l'intérêt de la malade, il y a urgence de la placer en observation à la clinique des maladies mentales. »

Lecture faite, persiste et déclare ne savoir signer.

Le Commissaire de Police,

M.

PLACEMENT OFFICE — ASILE PUBLIC d'ALIÉNÉS de TOULOUSE

N° M° 59.7

T... (Elisabeth-Marie Raymonde)
Entrée à l'Asile le 1er septembre 1909

Renseignements et état civil sur l'aliénée.

T... (Elisabeth-Marie-Raymonde), âgée de 54 ans, domiciliée rue de ......, née à Toulouse, célibataire, actuellement en traitement à l'Hospice de la Grave. Sans autres renseignements.

De tout quoi nous avons rédigé le présent procès-verbal pour être transmis à M. le Préfet de la Haute-Garonne aux fins de droit.

Clos à Toulouse comme dessous.

Le Commissaire de Police,
M.

Certificat de 24 heures
délivré en exécution de l'article 8 de la loi
du 30 juin 1838.

« Je soussigné, Directeur-Médecin de l'Asile Public d'Aliénés de Toulouse, certifie que la nommée T... (Elisabeth-Marie-Raymonde), présente un délire de persécution assez bien systématisé à base d'interprétations fausses. Etat saburral des voies digestives. Insomnie persistante. A maintenir. »

Certificat de quinzaine
délivré en exécution de l'article 11 de la loi
du 30 juin 1838.

« Je soussigné, Directeur-Médecin de l'Asile Public d'Aliénés de Toulouse, certifie que la nommée T... (Elisabeth-Marie-Raymonde), est atteinte de délire des persécutions, à base d'interprétations délirantes, illusions sensorielles, pas de systématisation. Ces troubles mentaux paraissent sous l'influence de la ménopause; à maintenir. »

DÉPARTEMENT
de la
HAUTE-GARONNE

ASILE PUBLIC d'ALIÉNÉS de TOULOUSE

Elisabeth T.... (N° 5017)

5 novembre 1919.

D. — Est-ce que vous pouvez nous répondre?

R. — Peut-être un peu.

Oui, je suis changée. En santé d'abord. La crainte que j'ai d'être à Braqueville. Je suis obligée de retenir ma respiration. Je force avec mon corps, je ne sais pas vous le dire.

D. — A une époque vous vouliez sortir?

R. — J'étais très heureuse de rentrer ici quand vous

me permettiez de sortir. J'étais très contente quand je prenais le train pour rentrer.

(*La malade a une attitude triste et accablée.*)

J'avais été tellement peinée dans mes affections en ville, que je ne m'y trouvais pas bien, et je préférais être ici.

Une malade m'a pris le dessus depuis deux ans, et je trouvais drôle que je ne puisse pas lui répondre. Petit à petit, j'ai perdu contenance dans les quartiers. J'étais également préoccupée de ce qu'une infirmière me regardait de mauvais œil.

J'ai eu alors peur de tout le monde dans le quartier.

J'étais en proie à une agitation intérieure épouvantable.

Depuis deux ans, je n'ai certainement pas dormi deux mois. J'ai peur des femmes qui sont à côté de moi, et cependant, je sais qu'on ne me veut pas du mal. Mais elles sont plus fortes que moi.

Je souffre de la moitié gauche du corps. Je n'ai plus d'élan au cœur. Les jambes.., j'en souffre parce qu'il faut que je quitte toujours l'endroit où je suis. Maintenant je les trouve mortes.

Lorsque je les remue, elles s'en vont seules. Elles sont comme des sacs de plâtre qui remueraient. Il me semble que l'on pourrait me piquer les pieds, je ne le sentirais pas.

Ce changement qu'il y a eu brusquement dans le quartier contre moi, cela m'a tuée. Il y a de ces choses qui sont assez marquantes, pour que je les voie.

J'admettrais encore que quoique je n'ai pas de conversation, on marque quelque déférence.

D. — Comment comprenez-vous qu'on est contre vous?

R. — On me le fait comprendre sans me le dire.

J'ai senti que je m'envahissais moi-même. Et quand j'ai senti que j'ai changé, j'ai commencé à être triste.

Je voudrais agir, mais je n'ose toucher à rien.

D. — Vous n'avez jamais entendu de voix?

R. — Non.

D. — Avez-vous la sensation que vous êtes vivante?

R. — Je sens bien que cet état ne peut pas durer. Je sais bien que je ne suis pas morte, mais je ne suis pas moi; mon être a changé, ma vie a changé. Plus sale je suis, mieux çà me va. Je déchire ce que je porte, parce que c'était à moi. Je ne peux le voir non plus sur personne.

D. — En quoi çà vous gêne de les voir?

R. — Cet affaissement fait que je ne peux pas le voir.

J'ai la satisfaction de vous dire comment je suis. Je suis mal à Braqueville, parce que partout où je vois qu'autrefois j'étais bien, çà me fait de la peine de revoir ces endroits où j'étais si bien, et où maintenant je suis mal. Ainsi m'asseoir sur une marche d'escalier, en me rappelant autrefois, cela est pour moi douloureux.

Diagnostics posés à ce moment et réfutés par l'évolution

Ebauche de Syndrôme de Cotard qui évoluera vers la démence.

Psychose intermittente (mélancolie) devant évoluer vers la guérison.

Juin 1920.

La malade ressent la même appréhension.

D. — Et vos membres?

R. — Je ne peux pas marcher parce que j'ai peur, j'ai mal à la tête et peur de marcher, çà me fait retenir de marcher.

D. — Qu'avez-vous voulu dire l'autre jour en disant que vos jambes étaient lourdes comme des sacs de plâtre?

R. — J'éprouve de la difficulté pour marcher, j'ai les jambes lourdes.

D. — Vos jambes sont-elles modifiées?

R. — Oui, je ne suis pas comme les autres fois, tout en étant moi, je ne suis pas la même, je ne suis pas dans le corps d'une autre et une autre n'est pas dans mon corps, mais je sens que je ne suis pas la même.

Je suis triste, parce que mon état me fait peur; si je suis seule, j'ai peur de moi, et quand je suis en compagnie, j'ai peur des autres.

Je sais que dans quinze jours, je serai morte, parce que je ne puis plus marcher. Je souffre terriblement de la tête; il me faudrait du repos et je ne peux pas rester au lit, bien qu'on ne me le défende pas.

Quelque chose me force à sortir du lit. C'est la peur qui me force à le faire.

« C'est là qu'il n'y a plus rien. »

(*La malade se frappe la région de la pointe du cœur.*)

Je sens que je n'ai plus de vie ici. Ce n'est pas une idée, j'en suis sûre.

D. — Avez-vous votre cœur?

R. — On dit que quand on n'a plus de cœur, on meurt, je dois encore l'avoir ou du moins un peu. Je me demande si je l'ai, parce que je souffre trop de tout ce côté.

Non, je ne le pense pas, ou enfin il m'en reste bien peu.

J'ai tout mon corps qui va de côté et d'autre.

Affectivité. — Je ne puis voir ni mes frères, ni mes amis, j'en souffre trop.

C'est moi qui ne tiens pas à ce qu'ils viennent me voir et je ne les verrai pas.

Je ne peux pas les aimer, je n'aime plus rien.

Ce n'est pas l'idée, la souffrance est toujours présente, constante, rien ne me distrait, tout me fatigue.

Fait quelques petites additions mentales, mais ne va pas jusqu'à soustraire 26 — 9, sous prétexte que çà la fatigue.

Parfois la malade ne peut pas même accomplir un

geste ou s'asseoir (affaiblissement considérable de l'activité musculaire).

« Je prends de la peine, dit-elle, pour voir, pour parler, pour entendre. » Tout ce qui est automatique chez des sujets normaux, correspond pour elle aux limites de la souffrance.

« J'ai aussi, ajoute-t-elle, de l'appréhension de tout, de tout le monde et de toutes choses » et toutefois aucune idée délirante, négation, énormité, etc.

Elle ne peut pas non plus aimer quelqu'un. Souffrir n'est rien, c'est ne plus pouvoir souffrir, qui est terrible. Il n'y a guère que le drame antique qui soit parvenu à cette horreur de la disparition de la souffrance par son excès même.

Examen physique.

Pas de troubles pupillaires.

Tension artérielle élevée 18/10.

Réflexes tendineux normaux.

Pas de Romberg.

Apparition des raies vaso-motrices par pression dans une durée normale (20 à 40 secondes).

Pas de réactions sudorales anormales.

Quelques zones d'hypoesthésie mal délimitées.

Appareils cardiaque et pleuro-pulmonaire normaux.

Constipation.

Léger état saburral.

Nous sommes donc en présence d'une malade de

54 ans dont l'hérédité ne montre rien de particulier au point de vue psychopathique. Quelques contrariétés, un peu de surmenage peuvent être invoqués. Mais on note surtout que l'affection actuelle a débuté par des prodromes nets en 1909, soit au moment où la ménopause s'installait. On a noté, chose surprenante, l'existence, dans les débuts, d'hallucinations auditives, mentionnées, il est vrai, comme très douteuses. En tout cas, depuis que la malade est à l'Asile on n'en a jamais constaté l'existence, de sorte qu'elles ne peuvent avoir été qu'accessoires et épisodiques, si tant est même qu'elles eussent existé!

Les troubles de la sensibilité interne qu'elle a forcément plus ou moins interprétés au début de leur apparition ont fait penser aux premiers observateurs qu'ils se trouvaient en présence d'un syndrome de délire de persécution ou d'influence et nous avons fidèlement rapporté les premiers certificats. L'évolution, l'examen plus complet de la malade ont infirmé ce diagnostic, où l'on remarquait toutefois déjà le terme d'illusions sensorielles.

En effet, les documents plus récents nous montrent la malade sous un aspect bien défini : elle se sent changée, « elle force avec son corps » et ne sait comment exprimer ce sentiment de lutte qu'elle soutient contre son propre organisme; cette sensation de diminution lui donne alors consécutivement une peur sans objet de tout et de tous ceux qui l'entourent et cela lui cause une agitation intérieure épouvantable, mais point de délire, point d'interprétation fantaisiste absurde. Elle a peur, sentiment pour ainsi dire, normal, devant un afflux de sensations étranges, pénibles et continues.

Que ressent-elle en effet? des souffrancs dans la moitié gauche du corps! des bizarreries dans les deux jambes! Elles sont comme mortes et « elles s'en vont seules comme deux sacs de plâtre ». Il nous semble que par cette image expressive la malade tente d'exposer le trouble de ces sensations obscures qui nous renseignent sur la position de nos jambes dans l'espace, sur le degré de contraction de leurs muscles, sur l'état des articulations de la tension ou du relâchement de leurs ligaments. Ne percevant plus tout cela, il lui semble, quand ses jambes marchent, qu'elles vont toutes seules, véritables troubles cénesthésiques.

La réaction de tristesse qu'accuse la malade est uniquement provoquée par le bouleversement affectif qui résulte de la transformation pénible de sa cénesthésie. Elle le dit très bien elle-même : « Quand j'ai senti que j'ai changé, j'ai commencé à être triste. »

Au fur et à mesure que ce changement étrange est perçu, la malade se replie sur elle-même, se concentre: elle exprime ce phénomène par une expression que nous trouvons admirable, par son image digne d'un littérateur :

« J'ai senti que je m'envahissais moi-même. »

On pensa au délire de négation de Cotard, mais la malade expose bien qu'elle ne se sent pas morte; elle est vivante, mais pas comme avant, son moi a changé comme sa vie, son affaissement fait qu'elle n'aime pas plus ses compagnes que ses objets habituels et familiers. L'évocation même des souvenirs anciens est pour elle, pénible, indiquant bien la lassitude étrange qui s'est emparée de toutes les fonctions soit physiques, soit mentales, notamment la mémoire.

On a aussi pensé à une mélancolie. Mais la malade expose très bien qu'elle n'a aucune idée délirante. Ainsi elle dit : « Je n'ai pas de cœur », c'est pour elle, une image, car si on la fait préciser elle ajoute : « Je sens que je n'y ai plus de vie... on dit que quand on n'a plus de cœur on meurt, je dois encore l'avoir... je me demande si je l'ai, parce que je souffre trop de tout ce côté. »

En somme nous trouvons uniquement des troubles sensitifs « présents, constants » qui empêchent tout travail, tout effort, toute affection. Ce n'est pas une mélancolie, ni un délire chronique de persécution, c'est une malade de la cénesthésie, une cénesthopathe qui présente consécutivement un état émotionnel de peur, de crainte et d'angoisse.

Cet état émotionnel doit être expliqué, car il faut le distinguer soigneusement d'une réaction hypocondriaque.

Une émotion est, suivant la définition de Dide (1) « la réaction intime de l'individu à l'égard de toutes les sollicitations qui tendent à rompre sa tonalité affective moyenne ». Ce déséquilibre de l'état affectif moyen ne va pas jusqu'aux troubles intellectuels, il reste dans le domaine de l'affectivité et n'entraîne après lui des

(1) Dide, *Les Emotions et la Guerre*, Alcan, édit. 1918, page 15.

conceptions absurdes, des explications illogiques, des interprétations fausses. Le mélancolique délirant présentera autre chose qu'un état émotionnel, le cénesthopathe non délirant, mais surpris et préoccupé par un flot de sensations subjectives anormales et pénibles, présentera un état émotionnel d'angoisse, de peur, de tristesse, etc., sans que son jugement à l'égard du monde extérieur ait changé sans altération ou absurdité dans son raisonnement syllogistique. C'est là une différence fondamentale.

L'état émotionnel provoqué par les troubles cénesthopathiques a toutefois une durée, une intensité bien plus prononcées que la normale. Nous avons vu nos deux malades incapables de réagir, uniquement tourmentées par leur mal, qui lasse leur volonté, les laisse inertes et déprimées menant comme de vrais déments une vie végétative.

La réaction à cet état qui, normalement, devrait rétablir l'équilibre ne se produit pas. Et on peut même admettre en généralisant l'hypothèse que la cénesthopathie, maladie de la sensibilité générale englobe l'affectivité tout entière et dépasse le cadre de la sensibilité périphérique.

Les tabétiques souffrent et diversement, et intensément; un trajet nerveux périphérique est chez eux, gravement lésé! Combien loin est leur état affectif de celui d'un cénesthopathe!

Nous voyons dans quelle proportion nos malades sont un peu différents des cas types de Dupré. Chez ces derniers, la fixité de la localisation topographique des sensations pathologiques est remarquable, leur intensité varie, mais elles prédominent toujours dans le domaine primitivement affecté. Il nous semble que le phénomène nous est apparu plus diffus et généralisé, et c'est pourquoi nous n'hésitons pas à poser son retentissement sur toute l'affectivité centrale.

Toutefois nous n'établissons aucune différence dans le trouble fondamental qui rattache ces malades à la même famille pathologique, c'est-à-dire une altération particulière dans la perception ou l'élaboration primitive des sensations internes. C'est là le substratum sensitivo-psychique de la cénesthopathie, sur lequel reposent tous les autres phénomènes d'ordre émotionnel qui peuvent se généraliser au point de tenir sous leur empire l'affectivité toute entière.

La Cenesthopathie - Essai de Synthèse Clinique

Quel enseignement plus général pouvons-nous tirer de nos deux observations ?

Sans nul doute, on pourra nous objecter que les faits cliniques que nous présentons ne sont pas suffisamment nombreux. Toutefois l'examen minutieux et complet de deux malades peut permettre quelques conclusions qui nous paraissent être très légitimées.

Les cénesthopathies de Dupré sont localisées, frustes, elles n'occupent qu'un segment nerveux périphérique. On voit mal leur délimitation d'avec une névralgie, dont elles affectent presque tous les caractères.

Une maladie de la cénesthésie doit affecter la sensibilité interne tout entière; les deux malades que nous avons présentées nous semblent mieux répondre à cet état de troubles spéciaux et uniques de la cénesthésie :

1° Sensations anormales et douloureuses dans toutes les parties du corps;

2° Principalement sensation générale d'épuisement, de fatigue, d'asthénie douloureuse;

3° Elle doit être étendue au fonctionnement du système nerveux central lui-même, c'est-à-dire au sentiment des opérations mentales et intellectuelles.

Deny (1) a précisé du reste combien la conception de la cénesthésie limitée à la conscience des sensations périphériques et viscérales, est insuffisante et qu'il faut nettement admettre l'existence de la cénesthésie centrale ou cérébrale. (Travaux de Hitzig, de Munk, de Danilewski, de Fr. Frank, de Bechterew.) Mais ce dernier auteur veut rattacher à une perturbation fonctionnelle de cette cénesthésie cérébrale *les états hypocondriaques.*

Que les délires hypocondriaques, que les états mélancoliques s'accompagnent de troubles cénesthésiques, d'accord! Mais la cénesthopathie existe sans réaction hypocondriaque, sans délire, sans illusions ou hallucinations, sans interprétations absurdes. C'est de cette

(1) Deny, Congrès de Rennes 1905. Compte rendu, Masson, Tome 2, page 43.

forme pure, pour ainsi dire, de tout autre symptôme que nous voulons parler lorsque nous employons ce terme. Si l'on ajoute en plus des troubles cénesthésiques, des interprétations, des idées de négation de l'existence des organes (syndrome de Cotard) on aura un *délire* dont l'évolution et la modalité clinique sont bien différentes (systématisation ou terminaison par démence).

L'isolement d'une forme de cénesthopathie systématique progressive est légitime, on peut la considérer même comme pouvant être calquée sur les psychoses systématiques progressives. Mais sans délire, les sensations anormales constituent un système progressif qui converge vers un même point. C'est un conflit impressionnant entre la tendance à vivre, à être heureux, et l'impuissance de la réaliser. Cela seul suffirait à assurer à cette entité clinique digne d'être isolée une légitime pérennité.

Mais la cénesthopathie s'accompagne-t-elle de troubles organiques?

D'après l'avis de plusieurs auteurs, notamment de Meige (1) et Laignel-Lavastine (2), le siège anatomopathologique, des lésions provoquant les troubles cénesthopathiques siègerait dans le domaine du sympathique et la défectuosité du fonctionnement de ces centres nerveux inférieurs serait la véritable source des sen-

(1) Meige, discussion à la Société de Psychiâtrie. Séance du 21 Mai 1920, Encéphale 10 Juin 1920, n° 6, page 418.

(2) Laignel, Lavastine, *Anatomie pathologique du sympathique dans les affections mentales*. Traité de Psychologie pathologique, tome I, Alcan 1910, page 683.

sations anormales pénibles et angoissantes qui assaillent les malades.

Nous ne pouvons pas malheureusement opposer à cette théorie des autopsies, des faits nets et probants. L'examen histologique du sympathique est, du reste, extrêmement délicat, si tant est même que l'on soit arrivé à des conclusions quelque peu précises. Nous savons bien que Pitulescu et Obregia (1) étudiant l'altération du sympathique solaire dans plusieurs formes de maladies mentales et résumant les travaux antérieurs faits à ce sujet ont constaté des modifications microscopiques très nettes : apparition de fibres nerveuses, fines, sinueuses et très imprégnées de glomérules et de massues terminales, etc.

Des constatations faites dans des états pathologiques peuvent fréquemment se rencontrer dans les ganglions solaires des vieillards ce qui coïncide dans les deux cas avec la diminution de vitalité des neurocytes. On peut admettre à la vérité que ces malformations évidentes signes d'une insuffisance ou d'une déviation fonctionnelle sont le point de départ des troubles cénesthopathiques, mais ceux-ci seront limités comme la lésion elle-même; ils correspondront au territoire commandé par l'élément nerveux périphérique altéré, comme le ferait, par exemple une radiculite. Comment expliquer les perturbations diffuses, généralisées

(1) Pitulescu et Obregia, L'Histologie du Sympathique solaire dans différentes maladies mentales. Encéphale, 10 Avril 1910, n° 4, Page 393.

de la sensibilité tout entière, la sensation d'épuisement et de fatigue de toutes les fonctions y compris les fonctions intellectuelles elles-mêmes, tous troubles que l'on trouve dans nos deux observations si l'on ne veut songer à une lésion beaucoup plus centrale?

Mais cependant les altérations fonctionnelles des neurones centraux devraient provoquer des perturbations profondes dans le fonds mental du sujet, troubles de la mémoire, du jugement, interprétations délirantes, etc... et nous avons vu qu'on n'en rencontre pas. Leur absence même est une ligne de démarcation qui sert à séparer le syndrome cénesthopathique des entités cliniques qui présentent des points communs par ailleurs, et assure son diagnostic.

Il nous a été très malheureusement impossible de vérifier par l'autopsie ces données encore hypothétiques de lésions soit cérébrales, soit sympathiques.

Nous sommes des premiers à le regretter, mais le conditions nécessaires pour pratiquer une autopsie ne rentrent pas, comme l'on sait, dans le cadre des événements dont on peut à volonté, modifier le cours. Nos malades persistant à vivre, force nous est de nous baser seulement sur l'observation des faits cliniques, qui à elle seule, peut être très féconde, puisque grâce à elle on a pu isoler les manies, les mélancolies aiguës, etc., sans que même encore on ait pu trouver à ces syndromes une base anatomo-pathologique pathognomonique.

Qu'on nous permette un dernier mot, nécessaire, quant au diagnostic délicat entre la cénesthopathie d'une part et de l'autre : *a)* les névralgies; *b)* la neurasthénie.

Nous n'insistons pas sur les états mélancoliques qui s'en distinguent comme nous l'avons déjà vu par la présence d'idées et d'interprétations délirantes et de réactions hypocondriaques.

a) Les névralgies offrent des caractères de fixité, de persistance d'anomalie dans la transmission de la sensibilité sous toutes ses formes qui peuvent les faire rapprocher des cas observés par Dupré et ses élèves où l'on voit des types soit cervico-crâniens, soit cervico-thoraciques, soit splanchniques, etc. Nous avons vu au contraire, que dans nos deux cas, les perturbations sensitives sont diffuses et généralisées constituant pour nous, à proprement parler, le vrai symptôme cénesthopathique.

Quoi qu'il en soit les névralgies se distingueront nettement :

1° Par les points sensibles à la pression aux lieux d'élection du trajet nerveux intéressé;

2° Par l'hyperesthésie cutanée qui est limitée par un territoire correspondant à la zone d'influence d'un nerf périphérique;

3° Par des troubles d'innervation vaso-moteurs plus ou moins fréquents.

b) La neurasthénie sera beaucoup plus difficile à délimiter. En effet ce dont le malade se plaint au premier chef, c'est d'une *lassitude générale* et *perpétuelle*, physique et intellectuelle, il a une véritable sensation de « pause de la vie (1) »; le goût au travail, la mémoire et l'aptitude intellectuelle diminuent. L'insomnie complète le tableau avec le cénesthopathe. Toutefois si le neurasthénique affirme avoir des céphalées, des rachialgies, des vertiges (stigmates de Charcot) il n'accuse jamais des troubles de la sensibilité interne, aussi profonds, aussi durables, aussi permanents que dans la cénesthopathie, où ceux-ci deviennent si prédominants qu'ils accaparent absolument toute l'activité, toute la pensée du sujet d'une façon si totale que celui-ci ne devient plus qu'une loque, propre seulement à mener dans le coin obscur d'un asile une vie végétative de presque dément.

Par son évolution, son emprise sur toute la pensée du sujet, la cénesthopathie devient une véritable psychose, dont l'allure est semblable à celle du délire chronique; comme lui, elle évolue sans amélioration, mais avec progressivité, avec une tendance fixe à l'organisation; comme lui elle ne se termine pas par la démence, mais provoque un affaiblissement mental certain par le détournement de l'attention qu'elle provoque et aussi par une diminution considérable et de l'activité intellectuelle et de l'affectivité du sujet.

Il nous semble que les deux malades dont nous avons pu présenter les observations restent dans ce cadre et que leur affection mérite d'être isolée comme véritable entité morbide.

Ce sera le point essentiel de nos conclusions.

(1) Cestan et Verger, Pathologie interne, Steinheil édition 1912, Tome 4, page 825.

CONCLUSIONS

I. — La cénesthopathie mérite d'être isolée en tant que syndrome clinique; elle comporte comme trouble fondamental une altération dans la perception des sensations cénesthésiques.

II. — Elle peut atteindre la cénesthésie tout entière (deux observations personnelles) et ne pas se cantonner en une région limitée et fixe comme l'ont noté les précédentes observations.

III. — Déterminant une sensation générale de lassitude pour toutes les fonctions soit organiques, soit mentales, elle ne s'accompagne ni d'hallucinations, ni d'interprétations délirantes, ni de conceptions absurdes (négation ou énormité) ce qui les distingue de la mélancolie.

IV. — La neurasthénie s'en distingue par la surabondance de symptômes et de stigmates spéciaux qui masquent les véritables troubles de la sensibilité interne qui sont chez les cénesthopathes l'élément prédominant, essentiel et presque unique.

V. — On peut formuler une hypothèse touchant l'assimilation de la cénesthopathie à évolution continue à un délire chronique.

www.ingramcontent.com/pod-product-compliance
Ingram Content Group UK Ltd.
Pitfield, Milton Keynes, MK11 3LW, UK
UKHW021029180726
13838UKWH00004B/1690